AF257595

EXAMEN

DE L'APHORISME :

SUBLATA CAUSA TOLLITUR EFFECTUS.

PAR

LE PROFESSEUR FORGET, DE STRASBOURG.

Publications de l'Union Médicale, Année 1854.

PARIS,

TYPOGRAPHIE FÉLIX MALTESTE ET Cie,
Rue des Deux-Portes-Saint-Sauveur, 22.

1854

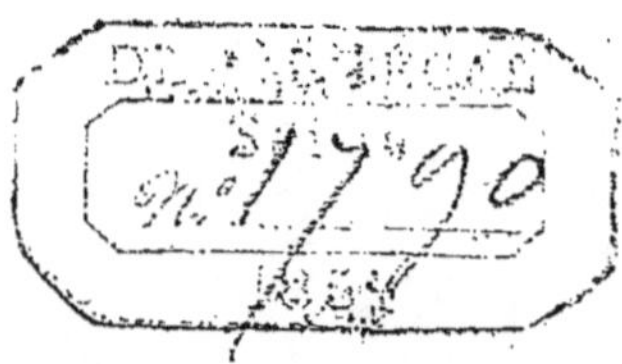

EXAMEN

DE L'APHORISME :

SUBLATA CAUSA TOLLITUR EFFECTUS.

J'analysais naguère, devant vous, l'aphorisme : *Naturam morborum ostendunt curationes* (voyez l'Union Médicale, numéros des 13 et 17 septembre 1853) et vous démontrais combien sont illusoires les termes sur lesquels il est fondé.

En voici un autre qui ne se trouve pas non plus parmi ceux d'Hippocrate, et dont les bases ne sont pas moins décevantes en application.

L'aphorisme *Sublatâ causâ tollitur effectus*, appartient plus à la philosophie générale qu'à la médecine : s'il est, en effet, une vérité incontestable en principe, c'est que la cause venant à cesser, l'effet doit disparaître, en conséquence de cet axiome trivial, qu'il n'y a pas d'effet sans cause. Mais en y réfléchissant, on s'aperçoit bientôt qu'il y a là sujet à commentaires, et que l'aphorisme cesse d'être vrai lorsque la cause a produit des effets permanens et susceptibles de persister par eux-mêmes ; un édifice foudroyé ne se relève pas de ses ruines, un arbre renversé par l'ouragan ne cesse pas de mesurer la terre lorsque la foudre et l'ouragan sont passés.

De même la plaie survit à l'instrument qui l'a produite, et les tissus restent désorganisés après l'action du calorique ou de toute autre cause profondément altérante.

Ces exemples grossiers vous font comprendre dès l'abord combien il importe de s'entendre sur la réalité, la nature et l'activité des causes, aussi bien que sur le genre et l'intensité des effets, dans l'appréciation et l'application du principe dont il s'agit.

Malheureusement, à l'endroit de ces termes du problème : la cause et l'effet, il règne dans la science et la pratique une confusion déplorable et que la plupart des praticiens sont loin de soupçonner ; d'où résulte que notre aphorisme est journellement appliqué, comme on dit, à tort et à travers. Telle est même la fascination à cet égard, qu'on s'est autorisé de cette sentence pour édifier toute une doctrine proclamée sous le nom de *médecine étiologique*, doctrine séduisante, par ce qu'elle a de logique et de rationnel à première vue, et dont il importe, par conséquent, de scruter et de préciser la valeur, sous peine de subir encore une de ces fâcheuses déceptions dans lesquelles se sont tant de fois fourvoyés l'art et la science.

Faisons remarquer d'abord que notre aphorisme n'a point été créé en vue de la médecine prophylactique ou préventive, car alors il n'exprimerait qu'une vérité par trop banale, à savoir, que la cause n'existant pas, l'effet ne saurait se produire. De par ses termes même, c'est expressément à la médecine curative qu'on entend l'appliquer, car le *tollitur effectus*

suppose que l'effet existe déjà, puisqu'il s'agit de l'*enlever* en
enlevant la cause.

Encore un mot au sujet de la compréhension réelle de notre
aphorisme: dans son apparente unité, cette sentence comporte
réellement deux propositions distinctes ; l'une, explicite : c'est
la cessation de la maladie par le fait de la soustraction de la
cause; l'autre, implicite, et qui est le complément de la première, à savoir, que la permanence de la cause entraîne virtuellement la continuation de la maladie. Ce sera donc sous ce
double rapport que nous serons logiquement induit à rai-
sonner.

Mais d'abord comment faire pénétrer l'ordre et la lumière
dans le chaos de l'étiologie, telle quelle est exposée dans nos
livres didactiques, et telle même qu'elle existe dans la nature,
car les causes morbifiques, c'est-à-dire les modificateurs de
l'économie, se rencontrent partout et toujours autour de nous
et en nous.

Éloignons d'abord les classifications étiologiques vagues et
abstraites, telles que celles en causes locales et générales,
physiques et morales, prédisposantes et déterminantes.

Il est une division classique où nous devons nous arrêter un
instant, c'est celle en causes éloignées et en causes prochaines
dites aussi formelles ou efficientes. Mais qu'entend-on par
causes prochaines ou formelles, si ce n'est les modifications
organiques, intimes qui constituent l'essence ou au moins le
substratum de la maladie? Or, n'est-ce pas étrangement abuser
des mots que de ranger parmi les causes les conditions mêmes
qui constituent intrinsèquement l'état morbide? L'inflammation
du poumon n'est pas la cause prochaine de la pneumonie,
c'est la pneumonie elle-même; la présence du tubercule dans
le parenchyme pulmonaire n'est pas la cause prochaine de la

phthisie, c'est la phthisie elle-même. Vous voyez, dès a présent, combien il importe de fixer la valeur des mots qu'on emploie, et pourtant nous serons bien obligé d'accepter ce langage vicieux et d'aborder cette cacophonie, car c'est sur elle, en grande partie, qu'on a fondé l'empire de l'aphorisme que nous étudions.

Quant à la division basée sur le mode d'action des causes en irritantes, sédatives, altérantes, spécifiques, etc., elle est trop litigieuse par elle-même et trop peu afférente à notre objet, pour avoir à nous en occuper.

Cherchons donc une classification basée sur les attributs intrinsèques des causes elles-mêmes, exempte, autant que possible, d'interprétations hypothétiques, afin d'être, s'il se peut, méthodique et positif.

A cet effet, nous remonterons à la source même ou au point de départ des causes morbifiques, et nous aurons à considérer trois grandes catégories :

La première existe en dehors de l'économie : ce sont les causes *hygiéniques*;

La seconde est inhérente aux individus sains : ce sont les causes *physiologiques*;

La troisième est constituée par des états anormaux de l'économie : ce sont les causes *morbides*, en tant qu'elles peuvent engendrer secondairement d'autres maladies.

CAUSES HYGIÉNIQUES.

Nous les distinguons elles-mêmes en trois ordres : 1º causes *ambiantes*; 2º causes *topiques*; 3º causes *ingérées*. Vous reconnaissez là les *circumfusa*, les *applicata* et les *ingesta* de la classification antique, laquelle est encore la meilleure. Voyons ce que ces modificateurs ont à démêler avec notre aphorisme.

Les causes *ambiantes* sont certainement les plus malheureusement fécondes en effets morbides. Il suffit de rappeler les influences atmosphériques : le froid et le chaud, le sec et l'humide, les variations de température, la lumière et l'obscurité, l'électricité, les gaz, les vapeurs, les matières pulvérulentes; puis ces élémens, presque toujours ocultes, désignés sous le nom d'effluves, de miasmes, de principes septiques, qui engendrent, le plus souvent, les endémies et les épidémies. Parmi les causes ambiantes nous rangerons certains élémens complexes, mais où l'atmosphère paraît jouer le premier rôle : ce sont les saisons, les climats, les localités, même les habitations, etc. *Indé tanta malorum soboles.*

Oh ! si la soustraction de la cause était nécessaire à la solution de la maladie, qui ne voit que les trois quarts de la terre habitée ne seraient bientôt qu'une vaste solitude, un immense tombeau ! Mais la nature a des ressources ineffables que nous formulons sous les noms d'assuétude, d'acclimatement, facultés providentielles qui donnent un premier démenti à la première des propositions contenues dans notre aphorisme.

Mais lorsque la cause est amovible ou qu'elle peut être évitée, neutralisée, le premier souci du praticien, la première indication à remplir ne sont-ils pas de soustraire le malade à son influence ? Telle est la mission de l'hygiène dont l'application rigoureuse est de précepte à l'endroit d'un malade quelconque. Le froid a produit une pneumonie, la chaleur a fait naître une méningite, l'infection a fait éclater le typhus, une affection telle quelle fait invasion sous l'influence d'une cause extérieure ou intérieure, appréciable on non, votre premier devoir n'est-il pas de réchauffer, de rafraîchir, de purifier l'atmosphère, selon les cas ? Pourquoi donc tant d'importance attachée à des causes que, dans tous les cas, il vous est enjoint d'éliminer ? Quel praticien s'est jamais révolté contre la loi qui découle du *Sublatâ causâ* et qui ne s'y conforme, *ipso facto*, et sans nécessité d'enquête, en pareille circonstance ? Que la maladie provienne du froid ou du chaud, peu importe, puisque votre devoir est d'entourer le patient d'une atmosphère tempérée. Je sais bien que notre indifférence n'est pas partagée par tous les praticiens et que beaucoup sont d'avis d'invoquer la chaleur dans les maladies dont le refroidissement est la cause, mais un peu de réflexion suffit pour faire comprendre que, dans ces cas, ce n'est pas le froid, mais bien le produit du froid qui reste à combattre, produit qui rarement indique une extrême chaleur.

Je prévois encore l'argument tiré de l'endémie et de l'épidémie dont les funestes effets ne peuvent souvent être évités qu'au moyen de l'émigration. Il est vrai que, dans quelques circonstances, la guérison est à ce prix, mais ce sont là des cas exceptionnels, autrement la population stationnaire serait vouée tout entière à la destruction.

Mais vous avez chauffé, refroidi, désinfecté l'atmosphère, vous avez dirigé le malade vers un ciel plus clément ; ne semble-t-il pas, de par notre aphorisme, que la pneumonie, la méningite, le typhus, le choléra, la variole, vont s'évanouir comme par enchantement ? Il n'en est rien, hélas ? et la maladie, une fois déclarée, n'en poursuit pas moins son cours, pour aboutir à la guérison ou à la mort, en l'absence des causes, et même sous l'influence de conditions tout opposées. Ce qui a fait dire à Sydenham que *ce n'est pas en éloignant les causes qu'on guérit les maladies, mais bien en appliquant à celles-ci des remèdes appropriés.* Cet aphorisme vaut bien l'autre, et prouve, une fois de plus, qu'il est peu d'axiomes qui n'aient leur contre-partie. Mais passons.

Les causes *topiques* comprennent les vêtemens, les bains, les cosmétiques, bref, tout ce qui s'applique à la peau. Personne n'ignore que certaines affections peuvent dériver de l'excès, de l'insuffisance, des vices de forme, de la malpropreté, de la contamination des objets d'habillement, etc. Ce genre de causes est généralement facile à constater et, dans tous les cas, une maladie étant donnée, qu'elle résulte ou non de ce genre de cause, l'hygiène commande de placer le malade dans les meilleurs conditions de quantité, de qualité, de propreté vestimentaire. Peu importe alors la détermination de la cause.

Puis, ici, comme précédemment, la soustraction de la cause ne suffira pas pour faire disparaître la maladie. Que la suppression d'un gilet de flanelle engendre une pleurésie, que des vêtemens contaminés donnent la gale ou la peste, qu'un cosmétique irritant fasse naître la couperose, vous aurez beau remédier à ces erreurs d'hygiène, les maladies produites n'en poursuivent pas moins leur cours comme s'il s'agissait de toute autre cause. Rappelez-vous que notre aphorisme a trait à la médecine curative, et que la prophylaxie se trouve ici hors de discussion.

Les causes *ingérées* sont nombreuses et puissantes, elles comprennent d'abord toute la série des alimens et des boissons, tant pour la quantité, d'où dérive l'intempérance ou la disette, que pour la qualité, qui n'importe pas moins à la santé des populations. A ces causes, se rapportent encore les poisons, les venins inoculés, l'abus des médicamens, causés des accidens les plus redoutables.

Les maladies engendrées par les vices de l'alimentation et des boissons, réclament certainement pour leur guérison la soustraction de la cause; mais cela coule de source, et la diète fait essentiellement partie de toutes les médications.

Mais la diète ne suffit pas, et la gastrite, la dysenterie, le choléra, le scorbut, la gravelle, etc., nés de vices du régime, réclament pour leur traitement autre chose que l'abstinence ou même que le régime spécial, dont la nécessité est justement invoquée par la médecine *prophylactique*. Il leur faut, en outre, des médicamens parfois énergiques, et, dans tous les cas, ces affections survivent plus ou moins longtemps, et guérissent ou tuent, alors que la cause a cessé d'agir.

Un des plus puissans argumens de l'étiologie curative gît, en apparence, dans l'histoire des empoisonnemens. Là, dit-on, la soustraction de la cause est impérieusement sollicitée.... Eh bien! c'est encore, sinon une erreur, au moins une exagération. Que peuvent les évacuans et les antidotes dans l'empoisonnement confirmé, alors que l'économie est imprégnée de l'agent toxique? Les vomitifs, les purgatifs, les réactifs chimiques destinés à expulser le poison ou à le décomposer dans le tube digestif, préviennent, en réalité, l'intoxication et ne la guérissent pas. Ces prétendus remèdes arrivent trop tard lorsque le poison n'existe plus dans les voies digestives, alors que l'absorption est accomplie, lorsque le toxique a réalisé son impression sur les organes; et alors il ne s'agit plus d'expulser, de décomposer le poison qui, déjà, peut-être, est éliminé par le jeu naturel des émonctoires, mais bien de traiter médicalement des organes malades par suite de l'impression de ce poison. Bref, ce n'est plus la cause qu'il faut soustraire, ce sont ses effets qu'il faut conjurer. Autant nous en dirons de l'inoculation des venins et des virus : la cautérisation, l'amputation, même, arrivent trop tard, lorsque l'intoxication s'est révélée par les troubles généraux de l'économie. Donc, même dans ces cas modèles, le *Sublatâ causâ* n'est pas de rigoureuse application.

Vous voyez que bien rares sont les cas où notre aphorisme peut être légitimement invoqué dans les maladies résultant de la grande classe des causes hygiéniques. S'il s'y montre tout puissant au point de vue de la prophylaxie; son empire devient à peu près illusoire, alors qu'il s'agit proprement de guérir ; ou du moins son rôle, dans ce cas, se trouve-t-il ordinairement réduit à celui de simple adjuvant. Voyons s'il en sera de même à l'égard des autres causes.

CAUSES PHYSIOLOGIQUES.

Les causes physiologiques dérivent de certaines particularités des organes et des fonctions qui ne sortent pas des limites de la santé, mais qui disposent à la maladie, elles sont donc *organiques* ou *fonctionnelles*. Ainsi, l'âge, le sexe, la constitution forte ou faible, le tempérament (sanguin, lymphatique, nerveux, bilieux), l'idiosyncrasie ou prédisposition occulte, etc., constituent des états matériels et organiques. L'exercice et le repos, le sommeil et la veille, les professions, les habitudes, les mœurs, les passions représentent des états dynamiques ou fonctionnels auxquels nous rattachons ces grandes causes complexes désignées sous les noms de richesse et de misère, de gouvernemens, de religion, etc.

Il n'échappe à personne de vous que ces causes sont plutôt prédisposantes que déterminantes; mais lorsqu'elles s'élèvent au degré susceptible de créer des maladies, malheur à l'espèce humaine si la soustraction des causes était nécessaire à la guérison, car la plupart d'entre elles sont essentiellement inamovibles. Ceci s'entend surtout des causes organiques. Certaines causes fonctionnelles, même, échappent également à l'empire de l'art, car on subit aussi fatalement les conséquences de son caractère, les conditions d'un métier qui nous fait vivre, ou les rigueurs de la misère, que les inconvéniens de l'âge, du sexe ou de la constitution.

De là résulte que beaucoup de maladies de cause physiologique peuvent guérir nonobstant la permanence de la cause : ainsi les maladies de l'âge, du sexe, du tempérament, etc.

Mais lorsque la cause est amovible et qu'on possède les moyens d'y soustraire les malades, les maladies qui en résultent ne persistent pas moins, nonobstant la soustraction de la cause : ainsi les maladies aiguës ou chroniques engendrées par les exercices violens ou l'oisiveté, les professions insalubres, les habitudes vicieuses, les passions, etc. Telles sont la pneumonie, le rhumatisme, la phthisie, la goutte, l'aliénation mentale, etc.

A propos d'aliénation mentale, nous prévoyons les objections tirées de la mélancolie, de la nostalgie, des diverses hallucinations et des monomanies dont les classiques rapportent de nombreux exemples où la guérison fut obtenue par la soustraction de la cause. Personne n'ignore l'histoire du jeune Antiochus guéri par Erasistrate, qui découvrit son amour pour Stratonice. L'aliénation mentale, en effet, est un des argumens les plus victorieux que puisse invoquer notre aphorisme; mais à côté de ces cas heureux, combien d'aliénations mentales confirmées, qui, désormais, se perpétuent, malgré la soustraction de la cause! Nos asiles d'aliénés en sont peuplés. Le traitement de cette déplorable affection serait trop facile et beaucoup plus heureux s'il suffisait de soustraire l'aliéné à l'influence des causes qui ont perverti sa raison.

Vous voyez qu'ici encore notre aphorisme n'est applicable que dans des cas exceptionnels, et que la soustraction de la cause physiologique ne guérit pas plus la maladie que sa permanence n'empêche de la guérir. Toujours abstraction faite

du rôle d'adjuvant et surtout de prophylactique dont nous ne
prétendons nullement deshériter l'étiologie.

CAUSES MORBIDES.

Ici, nous mettons le pied sur un domaine litigieux par
essence ; car si plusieurs des états que nous allons signaler ne
sont quelquefois que des prédispositions, il en est beaucoup
d'autres qui sont déjà des maladies, comme nous l'avons fait
observer en parlant des causes prochaines des auteurs. Cela
est vrai, même lorsque ces états morbides agissent comme
causes d'autres affections : ce sont des maladies qui en produi-
sent de nouvelles, et voilà tout.

Et pourtant, ce sont ces causes morbides que les modernes
dialecticiens ont principalement en vue lorsqu'ils font inter-
venir l'aphorisme : *Sublatâ causâ tollitur effectus*. Suivons-les
donc dans ces voies obscures, et tâchons de déterminer, s'il se
peut, la valeur et la portée de ces nouveaux aspects de la
médecine étiologique. Nous envisagerons successivement les
états organiques désignés sous les noms d'hérédité, de dia-
thèses, les maladies antécédentes, les cachexies, les vices, les
virus, les contages, les affections actuelles, puis nous pren-
drons à partie les grandes doctrines étiologiques ; vitalisme,
humorisme et solidisme.

L'hérédité n'est pas encore la maladie ; elle ne fait qu'y
prédisposer. C'est assez dire que la cause persistant, le malade peut en éviter les effets. Il est vrai que si la maladie
n'éclate pas, on peut nier la disposition héréditaire. Cependant
dant l'hérédité se manifeste assez souvent par des caractères
organiques, tels que le volume de la tête pour l'apoplexie,
celui des articulations pour le rhumatisme, etc., mais alors
l'hérédité devient constitutionnelle ou diathésique. Dans tous

les cas, les maladies héréditaires guérissent très bien malgré l'inamovibilité de la cause, sauf récidive, pourtant.

De l'hérédité nous rapprocherons la congénialité, qu'il faut bien se garder de confondre avec elle. La congénialité n'est pas une cause, c'est déjà la maladie contractée dans le sein de la mère. D'ailleurs, les maladies congéniales peuvent guérir ou ne pas guérir selon leur espèce.

La diathèse n'est pas encore la maladie. Parfois elle se traduit dans la constitution même, comme on vient de le voir au sujet de l'hérédité, mais ordinairement elle ne se révèle que par la manifestation de la maladie. On ne peut savoir, *à priori*, si tel ou tel individu est affecté de diathèse goutteuse, graveleuse, dartreuse, cancéreuse. Au demeurant, la diathèse, même constitutionnelle, telle que la scrofuleuse, peut ne jamais éclater, et, d'autre part, beaucoup de maladies diathésiques peuvent guérir nonobstant la diathèse. Quant à détruire celle-ci, la chose est d'autant plus difficile, que nous ignorons presque toujours en quoi elle consiste; mais parvinssiez-vous à la détruire, que ses effets, dans certains cas, n'en persisteraient pas moins : soit, par exemple, les tubercules résultant de la diathèse scrofuleuse et les calculs urinaires engendrés par la diathèse graveleuse.

Les maladies antérieures sont des faits accomplis qui peuvent constituer une prédisposition, une espèce de diathèse; mais elles n'annoncent pas toujours fatalement la récidive, et, loin d'empêcher la maladie actuelle de guérir, elles sont généralement, au contraire, d'un pronostic favorable. Nous n'en parlons que pour mémoire, car elles ont peu de rapport à notre sujet.

Quant aux cachexies, ce ne sont pas des causes mais bien des maladies, même des maladies générales patentes, et ce serait singulièrement abuser des mots que de leur appliquer le premier membre de notre aphorisme. Au demeurant, les cachexies sont presque toujours incurables, et pourtant les localisations qui en résultent guérissent souvent malgré leur persistance ; ainsi, les tumeurs tuberculeuses, cancéreuses, que peut atteindre la chirurgie. Il est vrai que la récidive ne tarde pas à se produire sur place ou ailleurs.

Les vices, les virus, les contages forment la classe des causes dont argue le plus souvent, peut-être, l'aphorisme *Sublatâ causâ.* Mais en y réfléchissant, on voit que, dans ces cas, on fait plutôt allusion à la médecine préventive qu'à la médecine curative, car la plupart de ces causes engendrent des maladies qui, une fois produites, poursuivent bel et bien leurs évolutions, nonobstant la soustraction de la cause. Nous en avons fourni des exemples au sujet des altérations de l'atmosphère. Nous répéterons ici que les vices rhumatismal et dartreux invétérés, que la syphilis constitutionnelle, que l'infection paludéenne, que la variole, le typhus, la fièvre jaune, la peste sont de terrribles affections qui progressent et qui tuent après que les malades ont été soustraits à l'influence des causes génératrices, de même que ces maladies peuvent très bien guérir sous le régime prolongé de ces mêmes causes dont la soustraction n'agit guère qu'à titre d'adjuvant. Ainsi se trouve singulièrement réduite la valeur de notre aphorisme à l'égard du genre de causes dont se glorifie le plus la médecine étiologique.

Déjà nous avons dit notre pensée à l'endroit des maladies envisagées comme causes d'autres maladies. Que la bronchite chronique engendre l'emphysème pulmonaire et la dilatation du cœur droit ; que les lésions organiques du cœur engendrent l'hydropisie, etc., il y a simple enchaînement organique, succession comme obligée de phénomènes morbides plutôt que causes proprement dites. D'ailleurs, bien des bronchites n'engendrent ni l'emphysème, ni la cyanose, bien des maladies du cœur existent sans hydropisie ; de même que l'emphysème, la cyanose et l'hydropisie peuvent se produire sans bronchite et sans maladie du cœur. De même encore que la cyanose et l'hydropisie peuvent très bien se résoudre, nonobstant la persistance de la bronchite et de la lésion cardiaque. Toujours et partout même insuffisance, même vulnérabilité du principe absolu que nous combattons.

Considérant sous un point de vue plus large et plus élevé le problème des causes morbides, on peut réduire celles-ci à trois élémens généraux : lésions des solides, des liquides et des forces vitales (y compris les impondérables). C'est même à ces grands élémens de causalité qu'on fait ordinairement l'application de notre aphorisme, à l'époque de doctrines belligérantes où nous vivons. C'est, en effet, le terrain sur lequel se débattent aujourd'hui les systèmes rivaux, en tant qu'ils ont pour but d'éclairer et de féconder la thérapeutique ; c'est en vue de consolider et d'illustrer un de ces systèmes aux dépens des autres, que le microscope et la chimie déploient et multiplient tous leurs moyens. Et nous sommes loin de nous en plaindre, car ce double arsenal d'investigations moléculaires est la digue la plus puissante à mettre en opposition aux envahissemens de l'empirisme, cette lèpre de la science et de l'art. Malheureusement, si cet aspect est séduisant, il est la source de tant d'illusions et de controverses, que de longtemps encore on ne s'entendra sur les principes, et partant sur les conséquences.

Et d'abord, le vitalisme, l'humorisme et le solidisme, ce trépied de la philosophie médicale, sont tellement solidaires l'un à l'égard des autres, qu'on ne peut guère en exalter un aux dépens des autres, sans tomber dans un cercle vicieux. Celui des trois qui domine aujourd'hui, c'est, sans contredit, l'humorisme. Eh bien! l'humorisme rencontre dès l'abord un inévitable achoppement dans cet incontestable axiome de physiologie et de pathógénie, à savoir que les liquides étant tour à tour le produit et la source des solides, il est presque impossible d'isoler rationnellement leurs lésions, de déterminer positivement le point où le solidisme finit et où l'humorisme commence; bref, de préciser les cas où les lésions des solides et des humeurs sont réellement primitives. En outre, dans l'association si fréquente et presque obligée de ces deux genres de lésions, il est bien difficile de faire exactement la part des unes et des autres.

Ce n'est pas tout. Lorsqu'on arrive à vouloir qualifier le genre de lésion humorale de laquelle est supposée dépendre la maladie, il est presque toujours impossible d'y arriver du consentement universel. Les altérations les plus matérielles sont contestées : telles sont les modifications dans les principes constituans du sang; d'autres altérations, bien que très logiquement admissibles, sont ignorées dans leur essence : telles sont les intoxications miasmatiques et virulentes; d'autres, enfin, sont purement hypothétiques : tels sont les prétendus vices rhumatismal, dartreux, scrofuleux admis par les uns, niés par les autres.

On voit que, dans ses rapports avec l'humorisme, la médecine étiologique se trouve souvent réduite à des litiges, à des inconnues, à des hypothèses. Comment, sur des bases aussi contestables, aussi mobiles, aussi vaporeuses, prétendre édifier une doctrine médicale et asseoir un système thérapeutique?

Et pourtant, c'est principalement aux lésions humorales

BIBLIOTHÈQUE IMPÉRIALE

qu'on prétend appliquer aujourd'hui l'aphorisme *Sublatâ causâ tollitur effectus.* Faisant abstraction des remarques précédentes, nous admettons que la réalité et la primitivité de la lésion humorale soient démontrées. On se demande d'abord si cette lésion n'est pas déjà la maladie ; mais nous lui concédons le titre de cause, en tant qu'elle produit des altérations ultérieures. C'était ainsi, d'ailleurs, que déjà l'entendait Fernel, lequel a très bien dit que l'altération des humeurs ne constitue la maladie que du moment où elle affecte les organes et les fonctions. Nous désirerions même que cet axiome fût toujours présent à l'esprit de tant d'observateurs de nos jours, qui s'obstinent à circonscrire la maladie dans l'altération des liquides, et qui, par exemple, voient dans la fièvre typhoïde une simple altération du sang, et ne tiennent nullement compte des lésions intestinales ou autres.

Donc, vous voulez appliquer le *Sublatâ causâ* aux lésions humorales ; mais une difficulté, plusieurs difficultés vous arrêtent. Presque toujours, en effet, se présente une des circonstances suivantes :

1° La lésion humorale est bien déterminée, vous l'attaquez par les moyens rationnels et vous échouez : soit l'augmentation de fibrine du sang dans l'inflammation, qui souvent résiste à la saignée ; soit la diminution de fibrine, dans les pyrexies, qui résiste au régime analeptique, soit la déperdition de l'albumine que l'albumine ne répare pas, etc.

2° La lésion humorale est démontrée, mais vous manquez de moyens efficaces pour la combattre : soit l'intoxication du typhus, du choléra, de la fièvre jaune, de la peste, l'infection purulente, la cachexie cancéreuse, le virus rabique, etc.

3° La lésion humorale est purement hypothétique, et par conséquent inconnue dans sa nature ; alors vos prétendus

spécifiques font souvent faux bond, ou bien leur action curative peut s'expliquer sans recourir aux vices spécifiques : ainsi
des prétendus vices rhumatismal, scrofuleux, psorique, etc.

On voit combien est illusoire et contestable, dans tous ces
cas, l'application de notre aphorisme. Mais il est deux affections dont on argumente sans cesse : la syphilis et la fièvre
intermittente, dont les spécifiques sont le mercure et le quin-
quina. Mais d'abord ces remèdes ne guérissent pas toujours,
et puis l'une et l'autre de ces maladies comportent assez souvent des lésions qui survivent à la destruction de la cause première.

Quant aux lésions des solides comme causes de maladies,
personne ne conteste que la plupart ne soient elles-mêmes des
maladies : telles sont l'inflammation, l'hypertrophie, le ramol-
lissement, l'ulcération, l'infiltration, le tubercule, le cancer, etc. Que si pourtant vous voulez envisager les lésions des
solides comme causes d'autres maladies, l'aphorisme *Sublatâ
causâ* n'y trouvera guère d'occasions de triomphe. Soit, par
exemple, que sous l'empire d'une phlegmasie de tel organe,
un autre organe vienne à s'enflammer, une résorption purulente vienne à se produire, la cause disparaissant, l'effet n'en
subsistera pas moins : soit la péricardite survivant à l'arthrite
rhumatismale, soit l'abcès métastatique résidu de la phlé-
bite, etc. Cela est également vrai de toutes les lésions organiques consécutives : emphysème pulmonaire causé par la
bronchite, dilatation avec hypertrophie du cœur résultant
d'obstacles prolongés à la circulation, etc.

Alors même qu'il s'agit de lésions purement symptomatiques
et passagères, telles que l'ictère, l'œdème, etc., ces lésions
survivent encore plus ou moins longtemps à la cause et peuvent réclamer par elles-mêmes des moyens spéciaux.

Le vitalisme étiologique sera-t-il plus favorable à notre aphorisme? Et d'abord beaucoup de lésions dites vitales, dynamiques, ou mieux, fonctionnelles, sont déjà de véritables maladies : telles sont la douleur, la paralysie, les convulsions, le délire, la dyspnée, les palpitations, etc., maladies qui souvent survivent à leurs causes déterminantes, et si de ces lésions dynamiques il résulte d'autres lésions, celles-ci peuvent également survivre à leurs causes, ainsi l'atrophie produite par la paralysie, les déformations résultant de convulsions violentes et prolongées, l'aliénation survivant au délire aigu, l'emphysème déterminé par la dyspnée, l'anévrysme succédant aux palpitations, etc. Dans tous ces cas notre aphorisme se trouve réduit au rôle d'adjuvant, ni plus, ni moins.

Nous avons apprécié la valeur de l'étiologie thérapeutique en elle-même, il nous reste à signaler les écueils accessoires ou indirects provenant des erreurs du malade ou de celles du médecin.

Malgré leur expérience de tous les jours la plupart des praticiens paraissent ignorer les nombreuses déceptions auxquelles les exposent la stupidité, l'ignorance, les préjugés, la dissimulation, l'astuce, la fausseté des malades. Il en est qui répondent oui à toutes les questions, sans se donner la peine de les comprendre; d'autres qui ne comprennent pas, en effet, répondent pour ne pas trahir leur inintelligence; d'autres répondent dans le sens qu'ils croient devoir les rendre intéressans ou même dans celui qui paraît plaire au médecin. Il en est un grand nombre qui répondent oui et non à la même question, d'un instant à l'autre. La plupart résolvent le problème étiologique selon leurs idées préconçues : Ainsi, presque tous les malades le sont devenus par suite d'*un froid* ou *d'un chaud*. Les scrofuleux sont devenus tels par suite d'une maladie de leur enfance, maladie qui a été mal traitée, cela va sans dire. Les rachitiques se sont toujours déformés après un coup reçu, une chute, une immersion dans l'eau, etc., tous les épileptiques le sont devenus consécutivement à une frayeur, à de mauvais traitemens, à une ancienne maladie. Le cancer est toujours la suite d'une contusion, comme la phthisie celle d'un rhume négligé. Les femmes sont toujours devenues malades par le fait d'une suppression de menstrues, etc., etc. Personne n'est malade par le fait d'un vice constitutionnel ou d'une faute. Cette remarque recèle un abîme d'erreurs pour le praticien aux prises avec la pudeur, la honte, l'hypocrisie, le mensonge s'exerçant parfois avec une impudence inouïe ; la fille enceinte de huit mois joue toujours l'innocence et la virginité. La syphilis invétérée, flagrante, coïncide toujours avec les mœurs les plus pures, et les malades trouvent, dans leur famille et leurs amis, un appui que le médecin n'osera démentir ouvertement sous peine d'être ignominieusement congédié. Rappellerons-nous le double chapitre des maladies simulées et des maladies dissimulées, lequel joue un si grand rôle ailleurs qu'en médecine légale ? Un savant journaliste écrivait, dernièrement, ces lignes : « Nous avons vu de bons observateurs à l'œuvre, et ce n'est pas sans peine et sans un grand déploiement de persévérance et de sagacité, qu'ils sont parvenus à éviter les équivoques si souvent inséparables de l'interrogatoire des malades inintelligens et peu éclairés. » (J. Guérin : *Gaz. médic. de Paris*, 8 octobre 1853.) Aussi les praticiens expérimentés deviennent-ils soupçonneux, incrédules, pessimistes, et finissent-ils par se réfugier, en fait d'étiologie, dans les notions qui surgissent de l'investigation matérielle des faits ; je parle des praticiens expérimentés et non pas des vieux praticiens, ce qui n'est pas synonyme, car on ne trouve que trop de routiniers pour lesquels l'expérience quotidienne est complètement perdue; vu que, suivant l'expression de Zimmermann, soixante ans de stupidité ne sauraient faire un habile homme.

Voilà pour les déceptions qui proviennent du malade; il en est d'autres qui surgissent des piéges que l'observateur se tend, en quelque sorte, à lui-même et qui résultent, soit de ses préjugés d'éducation, soit des suggestions de son amour-propre.

Quelle que soit la vénération quasi-superstitieuse que l'on professe généralement pour les faits, il est vrai de dire que que rien n'est plus flexible et plus complaisant qu'un prétendu fait d'observation. De même que l'observateur verra, dans l'ensemble phénoménal d'une maladie, les lésions concordantes avec ses doctrines, de même il lui sera facile de ramener ces lésions à une étiologie préconçue. Vous en avez pour preuve ces manies variées dont semblent affectés certains praticiens qui, chacun en particulier, rapportent la plupart des maladies soit au refroidissement ou au principe rhumatismal, soit aux vices du sang, de la lymphe, des nerfs, soit à la syphilis, soit au vice dartreux, à la psore, etc. Il y a peut-être autant de médecins que de malades nosomanes, et nous créerions volontiers une hypochondrie *subjective* propre à l'observateur, en parallèle de l'hypochondrie *objective* du cadre nosologique. Cette monomanie peut être négative et systématique, c'est-à-dire résultant d'un principe d'opposition : ainsi l'irritation que Broussais voyait partout, nous ne voulons aujourd'hui la voir nulle part. A une époque où M. Bouillaud parlait beaucoup du froid comme cause du rhumatisme, vous avez vu un de ses plus illustres antagonistes interroger un rhumatisant lequel affirmait l'être devenu pour avoir éprouvé un refroidissement.

« Bah ! vous faites de la théorie, » lui répondit l'observateur contrarié dans son système ; et nous nous demandâmes lequel des deux, du médecin ou du malade, était le théoricien.

Quoi qu'il en soit : nous supposons qu'à l'aide d'une investigation laborieuse et sévère vous soyez parvenu à déterminer la cause réelle, précise de la maladie. Qui vous dira que cette cause est bien la cause primitive, efficiente, et non pas une cause secondaire et déterminante ? Cette question, hélas ! n'est pas une argutie et les preuves abondent de la brièveté de nos vues en fait d'étiologie. Exemples : Un rhumatisme est le produit manifeste d'un refroidissement, d'un arrêt de transpiration ; essayez de le guérir par les sudorifiques, et le plus souvent vous le verrez, sinon s'exaspérer, au moins parcourir lentement ses périodes. Une fièvre typhoïde s'est produite sous l'influence de l'infection, tentez de la guérir par les désinfectans et vous aboutirez à des résultats au moins négatifs.

Un travail intéressant à faire serait de récapituler les maladies dans lesquelles l'étiologie est d'accord avec la thérapeutique, comparativement à celles où la thérapeutique est non seulement en désaccord, mais encore en opposition avec ces notions étiologiques si variées, si profondes, que nous devons notamment au microscope et à la chimie, et dont nous sommes si fiers aujourd'hui. Ce travail mettrait en évidence le degré précis de valeur que comporte la médecine étiologique et les droits réels qu'elle peut avoir à s'ériger en doctrine générale. Il suffit d'un peu de réflexion pour pressentir que ce critérium limiterait singulièrement son domaine, toujours au point de vue curatif.

Nous demandons grâce pour cette longue litanie de faits empruntés à tous les aspects de la science et de l'art, et qui, pourtant, viennent tous aboutir à la même conclusion, à savoir :

que l'aphorisme *Sublatâ causâ tollitur effectus*, bien que frap-
pant de vérité en théorie, est essentiellement insuffisant et
fallacieux en application, en tant qu'on prétend l'ériger en
principe de médecine curative.

D'où vient donc l'infatuation des praticiens pour cet aphorisme ? Elle vient d'abord, nous le répétons, de son apparence
logique presque irrésistible ; ensuite elle vient de l'habitude
et de l'obséquiosité que nous professons passivement pour la
tradition. Expliquons-nous :

Du moment où l'esprit de causalité s'est introduit dans l'art,
les praticiens ont dû attacher une grande valeur à la détermination de la cause. Ils s'y sont livrés avec d'autant plus de soin
que, dans l'origine, les sources de lumières étaient plus rares
et plus obscures. La cause, dans l'antiquité, a dû jouer un rôle
éminent, sinon le plus grand rôle dans l'édification du diagnostic, du pronostic et, partant, de la thérapeutique, en raison de l'ignorance où l'on était des caractères intrinsèques de
la maladie. Mais en proportion des progrès de l'anatomie et de
la physiologie normale et pathologique, c'est-à-dire de la
science des symptômes organiques et fonctionnels, l'intérêt
s'est déplacé, pour ainsi dire, l'étiologie s'est insensiblement
fondue avec le diagnostic, si bien qu'aujourd'hui nous sommes
presque toujours en état de puiser dans les manifestations morbides elles-mêmes les lumières qu'on était autrefois obligé
d'emprunter aux élémens extérieurs, notamment à l'étiologie.

Bref, les causes sont généralement écrites dans les symptômes, ce qui nous dispense de les chercher ailleurs ; de sorte
que, du moment où ces causes se révèlent implicitement à nous
par le diagnostic, nous les apprécions et les exprimons implicitement aussi en formulant ce diagnostic. Ici les exemples
abondent ; ainsi : une phlegmasie franche étant donnée, elle

évoque immédiatement cette foule de causes dites irritantes qui aboutissent à l'inflammation, causes qu'il nous importe peu de préciser, car les indications restent les mêmes, quelle que soit l'espèce de la cause qui a déterminé le mal ; cause qui, d'ailleurs, n'existe plus ou qu'il est de notre devoir d'éliminer de fait, en régularisant l'hygiène du malade. Qu'importe, en effet, la cause d'une pneumonie, d'une angine, puisque le malade sera désormais préservé du froid, du chaud, des vapeurs irritantes, des fatigues musculaires, du régime stimulant, etc. ?

S'agit-il d'une inflammation dite spécifique ? Eh bien ! la spécificité de la cause comme celle du mal est écrite dans les symptômes et les indications découlent directement du diagnostic où se révèle l'étiologie : soit la pustule maligne, le bubon vénérien, etc.

Soit une tuberculisation pulmonaire, qu'importe qu'elle résulte de l'hérédité, du climat, du régime, des scrofules ? Nous avons affaire à des lésions formelles qu'il s'agit de combattre selon les conditions organiques du sujet et très peu selon les causes. Les distinctions même que l'on a voulu déduire des causes sont basées sur les particularités symptomatiques, et les phthisies lymphatique, catarrhale, floride, aiguë, constitutionnelle, accidentelle expriment des phénomènes accessoires, groupés autour du tubercule, et que révèle l'investigation des symptômes bien mieux que celle des causes. Il en est de même du cancer, des diverses espèces d'hydropisies, de paralysies, etc.

Que si, par exception, une cause spéciale ou spécifique est en jeu, presque toujours, elle aussi, impose à la maladie son empreinte spéciale qui saute aux yeux ou que nous parvenons assez bien à déchiffrer, même lorsqu'en l'absence d'indices positifs nous en sommes réduits à procéder par voie d'exclusion ou à pratiquer la docimasie thérapeutique, expédiens qui nous révèlent bien plus sûrement la vérité que les narrations fabuleuses ou mensongères des malades; ainsi les scrofules, le rhumatisme, la syphilis, l'intoxication paludéenne, saturnine, mercurielle, etc., comportent des traits particuliers, des allures propres que l'œil du praticien éclairé méconnaît rarement; si bien que, très souvent, il est en droit de répondre au malade qui se fourvoie : *Vous vous trompez ou vous nous trompez.*

Ce n'est pas à dire que dans les cas obscurs il faille, de propos délibéré, se priver des lumières plus ou moins vives que peut répandre l'information étiologique ; mais, encore une fois, l'étiologie n'est, le plus souvent, qu'un complément d'instruction souvent superflu pour le diagnostic et stérile pour le traitement. Cela soit dit en thèse générale et sans préjudice des cas rares où l'étiologie déduite avec labeur et sagacité a conduit à des succès inespérés.

Get aperçu, fécond pour l'art et glorieux pour la science, de l'incarnation actuelle de l'étiologie dans le diagnostic, n'est que la traduction d'une vérité lumineuse et mieux sentie de jour en jour, à savoir : que les causes morbifiques n'agissent finalement qu'en modifiant les organes et les fonctions, de sorte que, rigoureusement et logiquement, c'est dans les symptômes qu'il faut étudier les causes. Nous le répétons : si la cause est banale, peu importe de la préciser ; si elle importe à la pratique, eh bien ! presque toujours elle se révèlera par des symptômes spéciaux : ainsi la syphilis, l'intoxication saturnine et dit-on, la plupart des grandes épidémies dont la cause essentielle, trop souvent occulte, imprime son cachet, comme on dit, à la généralité des affections qu'elle engendre. D'où résulte, pour le dire en passant, que le diagnostic des maladies épidémiques n'est souvent, lui aussi, qu'une affaire de symptômes.

Si nous avons réussi à démontrer qu'en général le diagnostic absorbe virtuellement l'étiologie, la tâche de l'observateur se trouvera considérablement simplifiée, et c'est là le résultat utile et pratique de nos disquisitions actuelles. En effet, l'extrême importance accordée à votre aphorisme est, sans contredit, un des principaux motifs des soins minutieux avec lesquels les praticiens, qui se piquent d'*être exacts*, procèdent à l'investigation de ce qu'on appelle les antécédens de la maladie. Delà ces éternels interrogatoires formulés *à priori* par certains auteurs qui, à propos du fait le plus simple, le plus patent, le plus vulgaire, vous imposent la loi d'analyser la biographie du malade et de sa famille en remontant jusqu'à la troisième génération. De là cette kyrielle de questions oiseuses dont le résultat, le plus positif, est de fatiguer le pauvre malade et souvent d'aggraver son état. Suspecter ces graves élucubrations et surtout les taxer de ridicule, c'est, je ne l'ignore pas, commettre un sacrilége et encourir l'anathème de ceux qui se posent modestement en législateurs de la science et de l'art. Mais il faut enfin que la lumière se fasse et que soit révélée l'inanité de ces manœuvres prétentieuses. Encore si ces terribles scrutateurs s'appliquaient d'abord à préciser le mal, afin de circonscrire l'instruction étiologique dans le cercle de la maladie ! Mais non : à propos de tout et de tous c'est le même grimoire à débiter pour aboutir au moins à la perte d'un temps précieux (1).

(1) Un confrère habile et spirituel s'amusait un jour à dramatiser ces fastidieuses litanies en racontant l'anecdote suivante: Un pauvre diable est apporté dans un hôpital le corps traversé par une broche à rôtir. Le médecin s'approche, examine longtemps le blessé, d'un air profondément méditatif, puis lui tient à peu près ce langage: Comment vous appelez-vous? — Quel âge avez-vous? — Quelle est votre profession? — Quelles maladies avez-vous eues dans votre vie? — Êtes-vous bien nourri? — Êtes-vous bien logé? — Votre chambre est-elle bien aérée? — Avez-vous vos

Encore une fois, c'est l'abus et non l'usage que nous con-
damnons; car il est de règle sévère d'explorer la généralité
des organes et des fonctions avant de poser le diagnostic et
d'édifier le traitement; car une maladie n'en exclut pas une
seconde, une troisième; mais il faut procéder largement, leste-
ment, en évoquant les symptômes les plus expressifs, qui
font supposer les autres. C'est là une affaire de tact et d'expérience. C'est l'œuvre du vrai praticien habile à marcher droit
et ferme dans le sentier côtoyé par les extrêmes.

Résumons-nous : Si nous envisageons maintenant cette mul-
titude de causes morbifiques, sous un point de vue général,
nous verrons d'abord qu'il serait très rationnel de les distin-
guer en causes passagères et en causes permanentes, lesquelles correspondent assez bien aux causes externes et
internes des auteurs.

Nous verrons, en effet, que les causes passagères appar-
tiennent presque toutes à la classe des causes hygiéniques ou

parens ? — Étaient-ils sujets à quelque maladie ? — De quoi sont-ils morts? — Avez-
vous des enfans? — Se portent-ils bien ? — Comment avez-vous été blessé ? — A
chacune de ces questions le pauvre patient répond avec peine, ajoutant chaque fois :
La broche! ôtez-moi la broche!... — Patience, mon ami : Souffrez-vous ? — Quel
genre de douleur éprouvez-vous? — Ah! Monsieur, la broche, la broche ! — Le sang
que vous avez perdu était-il rouge ou noir ? — Respirez-vous librement ? — Toussez-
vous ? — Crachiez-vous ? — Voyons votre langue ? — Avez-vous la bouche mauvaise ?
— Avez-vous faim ? — Digérez-vous bien ? — Avez-vous rendu des vers ? — Vous
couchez-vous sur les deux côtés ? — L'accident que vous éprouvez vous arrive-t-il
souvent ? — Vos parens y étaient-ils sujets ? — La broche, la broche ! — Un moment : donnez-moi votre pouls. — Et le médecin d'explorer magistralement toutes
les fonctions, de palper, de percuter, d'ausculter tous les organes, jusqu'à ce qu'enfin
le malade expire, au moment où l'on s'apprêtait à retirer l'instrument.

Sans doute il y a de l'exagération dans cette scène burlesque; mais elle repré-
sente quelque chose de vrai qui la rappelle lorsqu'on voit procéder certains praticiens
auxquels on serait tenté de crier : La broche ! la broche !

> « Eh ! mon ami, tire-moi du danger
> » Tu feras après la harangue. »

externes ; tandis que les causes permanentes relèvent surtout des causes physiologiques et morbides ou internes.

Or, un axiome lumineux et fécond en étiologie curative, axiome qui précise assez exactement la valeur de notre aphorisme, dans un cas donné, c'est que : « LES CAUSES PERMANENTES SONT A PEU PRÈS LES SEULES QUI AIENT DE L'IMPORTANCE EN THÉRAPEUTIQUE. »

D'où résulte que l'aphorisme *Sublatà causâ tollitur effectus* demeure presque étranger aux causes physiologiques externes et passagères ; celles pourtant qui se présentent naturellement à l'esprit lorsqu'on cite cet aphorisme, lequel est surtout afférent aux causes physiologiques internes et permanentes.

Or, il est vrai de dire de presque toutes les causes, que les maladies guérissent nonobstant la persistance de ces causes, et qu'en outre :

La plupart des maladies suivent leur cours, nonobstant la soustraction des causes.

La conséquence finale à déduire de tout ceci, c'est que l'aphorisme *Sublatà causâ tollitur effectus* est inapplicable dans la plupart des cas, dans le sens où on l'entend généralement.

C'est que l'étiologie ne peut et ne doit figurer en pathologie, et spécialement en thérapeutique, qu'à titre d'*élément*.

L'étiologie est un élément de diagnostic ; l'étiologie entre comme élément dans les indications thérapeutiques ; élément souvent superflu, fréquemment accessoire, rarement principal, unique, absolu.

Donc l'étiologie ne peut servir de base à une doctrine générale ; donc la *médecine étiologique* est une invention malheureuse, en tant qu'on prétendrait la généraliser.

Quelques mots encore. A voir l'animation et la persévérance avec lesquelles, depuis quelques années, nous battons en brèche certains principes généraux glorifiés par l'assentiment général, nous pourrions vous paraître inspiré par cet instinct de destruction qui se complaît au milieu des ruines. Vous pourriez croire qu'à l'instar de certains démolisseurs, très méritans, du reste, nous trouvons une stérile jouissance à détruire sans rien édifier. Heureusemeut, il n'en est pas ainsi.

Depuis plus de douze ans que nous combattons en faveur de ce que nous appelons la *doctrine des élémens positifs*, nous avons publié de nombreux travaux de clinique et de philosophie médicale à l'appui de cette doctrine qui commence à trouver quelque crédit, à en juger par certaines publications où des écrivains distingués lui rendent tacitement, mais ostensiblement hommage. Or, il ne suffit pas d'en avoir démontré l'excellence, il faut encore mettre en relief l'insuffisance des doctrines qui lui font concurrence : tel est le but de quelques-unes de nos dernières productions.

Dans notre exposé de la *doctrine des élémens, basée sur les exigences de la pratique* (*Gazette médicale de Strasbourg*, décembre 1851), nous avons établi les caractères fondamentaux de cette doctrine, et ceux qui la différencient positivement de l'ancienne doctrine des *élémens* de l'école de Montpellier, et de la nouvelle doctrine des *états organiques* de l'école de Paris.

Dans notre travail : *De l'influence des doctrines sur la pratique*, nous avons démontré l'inconséquence et l'inanité de l'*empirisme* pur qui tend à s'ériger sur les débris des systèmes insuffisans, exclusifs, actuellement déchus. (*Bulletin de thérapeutique*, octobre 1852.)

Une doctrine puissante qui, maintenant, est à son apogée, est celle que nous appellerions volontiers la doctrine des *infiniment petits*, laquelle a pris pour base le microscope et la chimie. Nous en avons démontré les défaillances, les prétentions exagérées, les applications erronées, dans notre discours intitulé : *Fragment d'histoire contemporaine*. (*Gaz. méd. de Strasbourg*, juillet 1853.)

Dans notre examen de l'aphorisme : *Naturam morborum ostendunt curationes*, nous avons démontré combien est illusoire la prétention de s'appuyer sur les effets curatifs des médicamens pour arriver à déterminer la nature de la maladie, comme voudraient le faire les antagonistes de la doctrine physiologique, les partisans du *contra-stimulisme*, du *dynamisme* italien, de l'*homœopathie*, etc.

Enfin, dans le travail d'aujourd'hui, nous cherchons à démontrer le peu de fondement d'une doctrine qui tend insensiblement à s'établir sous le nom de *médecine étiologique*.

Bref, si nous détruisons, c'est pour édifier, c'est pour déblayer le terrain où doit s'élever notre édifice. Nous différons encore des critiques purs en ce qu'au lieu d'anéantir les décombres, nous cherchons à les utiliser ; car tous ces débris ont pour nous une valeur, aucun n'est perdu, et nous les employons à cimenter une doctrine assez large pour contenir toutes les vérités, doctrine que nous croyons lucide et féconde, et qui donne la clef d'une foule de problèmes insolubles sans elle ; c'est, nous le répétons, la doctrine des ÉLÉMENS POSITIFS, laquelle, dans l'avenir comme par le passé, servira de base à nos enseignemens théoriques et pratiques.

PARIS. — TYPOGRAPHIE ET LITHOGRAPHIE FÉLIX MALTESTE ET Cie,
Rue des Deux-Portes-Saint-Sauveur, 22.

[illegible]

www.ingramcontent.com/pod-product-compliance
Lightning Source LLC
Chambersburg PA
CBHW051322060726
47596CB00004B/1442